BEI GRIN MACHT SICH IHR WISSEN BEZAHLT

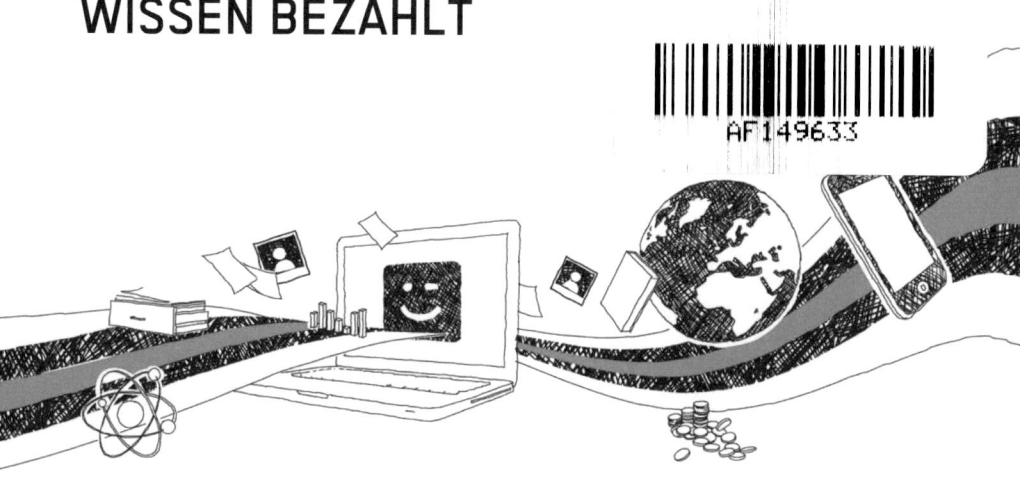

AF149633

- Wir veröffentlichen Ihre Hausarbeit,
  Bachelor- und Masterarbeit

- Ihr eigenes eBook und Buch -
  weltweit in allen wichtigen Shops

- Verdienen Sie an jedem Verkauf

Jetzt bei www.GRIN.com hochladen
und kostenlos publizieren

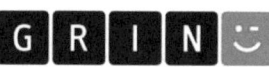

Salutogenetische Interventionen bei einer Brustkrebserkrankung von Frauen

Kathrin Loewe

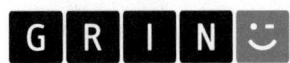

Bibliografische Information der Deutschen Nationalbibliothek:

Die Deutsche Nationalbibliothek verzeichnet diese Publikation in der Deutschen Nationalbibliografie; detaillierte bibliografische Daten sind im Internet über http://dnb.d-nb.de abrufbar.

ISBN: 9783346963048
Dieses Buch ist auch als E-Book erhältlich.

© GRIN Publishing GmbH
Trappentreustraße 1
80339 München

Alle Rechte vorbehalten

Druck und Bindung: Books on Demand GmbH, Norderstedt Germany
Gedruckt auf säurefreiem Papier aus verantwortungsvollen Quellen

Das vorliegende Werk wurde sorgfältig erarbeitet. Dennoch übernehmen Autoren und Verlag für die Richtigkeit von Angaben, Hinweisen, Links und Ratschlägen sowie eventuelle Druckfehler keine Haftung.

Das Buch bei GRIN: https://www.grin.com/document/1415338

Inhaltsverzeichnis

Abkürzungsverzeichnis

Abb.	Abbildung
BZgA	Bundeszentrale für gesundheitliche Aufklärung
bzw.	beziehungsweise
et al.	et alii, et aliae
f.	folgende
griech.	griechisch
n. d.	no date, nicht datiert
o. S.	ohne Seite
RCT	randomized controlled trial, randomisierte kontrollierte Studie
SOC	sense of coherence
u. a.	unter anderem
WHO	World Health Organization, Weltgesundheitsorganisation
z. B.	zum Beispiel

1 Einleitung

Auf Hippokrates, den Arzt aus der Antike, wird die Bezeichnung „Krebs" zurückgeführt. Er fand bei Brustuntersuchungen von Frauen Geschwulste, die ihn im Aussehen an einen Krebs (griech.: karkinos) erinnerten, der sich in Sand eingräbt (Bayerische Krebsgesellschaft e.V., n. d., o. S.). Im Jahr 2019 wurden in Deutschland bei 71.375 Frauen und 760 Männern Brustkrebs (Mammakarzinom) diagnostiziert (Robert Koch-Institut, 2022, o. S.). Diese Arbeit bezieht sich wegen der deutlich höheren Prävalenz ausschließlich auf Frauen, die an Brustkrebs erkrankt sind.

Die Diagnose einer Brustkrebserkrankung löst bei Betroffenen und deren Angehörigen eine tiefe Erschütterung aus. Negative Gefühle sind unvermeidlich und die Gedanken kreisen um das eigene, möglicherweise nahe Lebensende (Zimmermann & Ernst, 2021, S. 1). Während der Krebstherapien sind viele Betroffene mit gravierenden Nebenwirkungen wie Entzündungen, Übelkeit und Erbrechen (ONKO-Internetportal, 2018, o. S.) sowie Schlafstörungen und Erschöpfungszuständen (Fatigue) konfrontiert (Schmidt & Steindorf, 2021, S. 62).

Durch mangelnde ärztliche Aufklärung erleben sich die betroffenen Frauen häufig ausgeliefert und orientierungslos. Aufgrund der hohen Intimität bezüglich ihres Körpers können sie Hemmungen in der Kommunikation mit männlichen Ärzten haben (Sayin, 2022, S. 67 f.).

Die Salutogenese, die von Aaron Antonovsky entwickelt und seinen Mitarbeitenden nach seinem Tod weiterentwickelt wurde, verfolgt einen erweiterten Ansatz. Durch ressourcenorientierte Gesundheitsförderung können akut und chronisch Erkrankte besser lernen, mit ihrer Krankheit und dem damit verbundenen Stress umzugehen (Lindström & Eriksson, 2019, S. 28 f.). Die Forschungsfrage für diese Arbeit lautet also: **Inwieweit sind salutogenetische Interventionen bei einer Brustkrebserkrankung von Frauen förderlich?**

Zur Beantwortung wird im folgenden Kapitel das Konzept der Salutogenese von Antonovsky (1979, 1987) vorgestellt. Danach werden Prävention und Gesundheitsförderung im Kontext der Salutogenese definiert. Die Auswirkungen von Brustkrebserkrankungen bei Frauen, wirksame Bewältigungsstrategien sowie die Kriterien salutogenetischer Interventionen und deren Anwendung werden im 4. Kapitel beschrieben. Im abschließenden Fazit wird die Forschungsfrage beantwortet und ein Ausblick auf weitere Forschungen gegeben.

2 Salutogenese

Der amerikanisch-israelische Medizinsoziologe Aaron Antonovsky entwickelte das Konzept der Salutogenese und verwendete damit eine neue Wortschöpfung: Die Frage nach dem Ursprung (Genesis) der Gesundheit (Salus). Die Salutogenese fragt nach den Faktoren, die Gesundheit erhalten und entstehen lassen. Pathogenese beschäftigt sich im Gegensatz dazu mit den Faktoren, die zu Krankheit führen und der Krankheit an sich. (Antonovsky, 1979, S. vii; Faltermaier, 2023, S. 63).

Vor diesem Hintergrund ist zunächst zu klären, was unter Gesundheit verstanden wird. Die Weltgesundheitsorganisation (WHO) hat bei ihrer Gründung 1948 und in ihrer Verfassung eine Begriffsbestimmung für *Gesundheit* verankert: "Health is a state of complete physical, mental, and social well-being and not merely the absence of disease or infirmity" (World Health Organization, n. d., o. S.). Dabei wird darauf verwiesen, dass Gesundheit von körperlichen, psychischen und sozialen Faktoren abhängig ist und nur mit einem allumfassenden Wohlergehen und nicht allein durch fehlende Krankheit und Gebrechlichkeit erreicht wird.

Der Verdienst dieser Definition ist die Formulierung eines positiven Gesundheitsverständnisses (Franzkowiak & Hurrelmann, 2022, o. S.). Ein wesentlicher Kritikpunkt ist, dass diese Erklärung von einem idealen, in der Realität kaum vorkommenden Zustand ausgeht (Antonovsky, 1979, S. 52). Da der Begriff des Wohlbefindens (well-being) nicht klar definiert wird, konzentriert sich die Operationalisierung auf die Abwesenheit von Krankheit und Gebrechen. Daraus folgt, dass die Begriffe Gesundheit und Krankheit nicht getrennt voneinander betrachtet werden, was die vorhandene Dominanz der Krankheitsorientierung stärkt. Ein eigenständiger dynamischer Gesundheitsbegriff wurde bisher noch nicht gefunden (Abel, 2021, S. 33; Antonovsky, 1979, S. 53; Faltermaier, 2023, S. 173).

Einen wichtigen Meilenstein setzte Antonovsky (1979, S. 55-67) indem er ein Gesundheits-Krankheitskontinuum entwickelte. Die Frage, was Menschen auch unter sehr widrigen Bedingungen gesund erhält, ist der Ursprung und die Kernfrage der Salutogenese. Das Konzept der Salutogenese beinhaltet vier zentrale Komponenten, die sich in ihrer Komplexität gegenseitig durchdringend einen Einfluss auf die Gesundheit haben. Dazu gehören das Kontinuum von Gesundheit und Krankheit, das Stresskonzept, die generalisierten Widerstandsressourcen und das Kohärenzgefühl (Faltermaier, 2023, S. 79 f.).

2.1 Kontinuum von Gesundheit und Krankheit

Mit dem mehrdimensionalen *Kontinuum von Gesundheit und Krankheit* wird die Dichotomie zwischen beiden Polen relativiert. An einem Ende des Kontinuums befindet sich ein Zustand vollständiger Gesundheit (health-ease, H+), während am anderen Ende Gesundheit absolut fehlt (dis-ease, H-), also der Zustand vollständiger Krankheit und Tod liegt. Im Laufe des Lebens bewegt sich jedes Individuum mit einer relativen Gesundheit in diesem Raum zwischen den beiden Polen. Ein Mensch kann auf diesem Kontinuum sowohl kranke als auch gesunde Eigenschaften haben (Antonovsky, 1979, S. 62-67; Faltermaier, 2023, S. 79; Lindström & Eriksson, 2019, S. 30 f.)

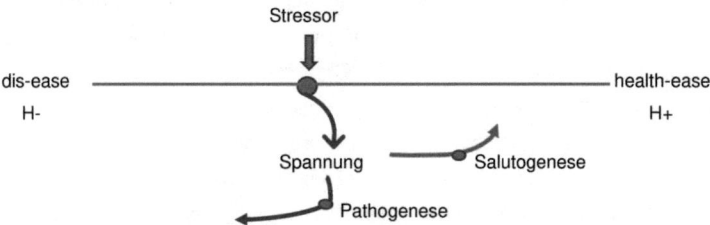

Abb. 1: Das Kontinuum von Gesundheit und Krankheit (eigene Darstellung) (Lindström & Eriksson, 2019, S. 31)

2.2 Stresskonzept und generalisierte Widerstandsressourcen

In dem Modell der Salutogenese sind das Stresskonzept und der Spannungsbewältigungsprozess bedeutsam. Während stressauslösende Faktoren (Stressoren) im Modell der Pathogenese als Krankheitsursachen aufgefasst und untersucht werden, betrachtet Antonovsky sowohl pathogene als auch salutogenetische Auswirkungen von Stress. Stressoren werden im *Stresskonzept* der Salutogenese nicht als Ausnahme verstanden – vielmehr sind sie allgegenwärtig und normal im Leben (Antonovsky, 1979, S. 71 f.). Stressoren können von außen und von innen verursacht werden und sind in ihrer Wirkung individuell unterschiedlich stark ausgeprägt. Von außen auf den Körper wirkende Stressoren können Krankheitserreger, Lärm und Umweltverschmutzung sein. Als psychosoziale Auslöser von Stress können belastende Lebensereignisse, Schmerzen, Konflikte in der Familie oder am Arbeitsplatz wirken. Der *psychosoziale* Bezug von Stress verweist auf die Wechselwirkungen zwischen psychischen (inneren) und sozialen (gesellschaftlichen) Aspekten des menschlichen Lebens. Er umfasst die Art und Weise, wie individuelle psychologische Prozesse und soziale Umstände miteinander verbunden sind und sich gegenseitig beeinflussen (Faltermaier, 2023, S. 81).

Antonovsky (1979, S. 70 f.) geht davon aus, dass Stressfaktoren einen körperlichen und psychischen Spannungszustand auslösen, den das Individuum zu überwinden sucht. Welche Ergebnisse erzielt werden, hängt von der Angemessenheit und Effizienz der *Spannungsbewältigung* ab. Je nachdem, ob die Bewältigung der Spannung erfolgreich oder nicht erfolgreich ist, kann eine Bewegung in Richtung Gesundheit oder Krankheit auf dem Kontinuum von Gesundheit und Krankheit (Abb. 1) erfolgen.

Einen wesentlichen Beitrag zur Fähigkeit der Spannungsbewältigung liefern die *generalisierten Widerstandsressourcen* – ein in der Salutogenese zentrales Konzept. Sie umfassen ein Repertoire von Fähigkeiten einer Person oder einer Gruppe, die eine effektive, wirksame Spannungsbewältigung erleichtern und damit die Gesundheit und das Wohlbefinden fördern (Antonovsky, 1979, S. 99). Die einer Person verfügbaren Widerstandsressourcen sind eine Grundlage für soziale Teilhabe, konsistente Lebenserfahrungen und ein Gleichgewicht von Über- und Unterforderung (Antonovsky, 1987, S. 28). Zu den Widerstandsressourcen gehören die körperliche Konstitution, emotionale und motivationale Eigenschaften (z.B. emotionale Regulationsfähigkeit und Selbstvertrauen), kognitive Fähigkeiten (z.B. Wissen und Intelligenz), materielle Stabilität (z.B. Geld, Besitz), die Einbindung in ein soziales Netzwerk und das gesellschaftliche Umfeld (Antonovsky, 1979, S. 103 f.; Faltermaier, 2023, S. 81 f.). In der Folge von generalisierten Widerstandsressourcen stehen spezifische Widerstandsressourcen als Reaktionsmöglichkeit in konkreten Stresssituationen zur Verfügung (Antonovsky, 1979, S. 100).

2.3 Das Kohärenzgefühl

Das Empfinden von Kohärenz (sense of coherence, SOC) wird häufig mit dem Begriff der Salutogenese gleichgesetzt (Mittelmark & Bauer, 2022, S. 11). Antonovsky argumentiert, dass Menschen mit einem starkem Kohärenzgefühl besser in der Lage sind, mit Stress umzugehen und ihre Gesundheit zu erhalten. Ausgehend von einer Definition aus dem Jahr 1979 (S. 123) wurden von Antonovsky (Antonovsky, 1987, S. 16) für die Operationalisierung des Kohärenzgefühls in qualitativen Interviews drei Komponenten herausgefunden: die Verstehbarkeit (comprehensibility), die Handhabbarkeit (manageability) und die Sinnhaftigkeit (meaningfulness).

Daraus entstand eine neue, umfassendere Definition des *Kohärenzgefühls*:

> The sense of coherence is a global orientation that expresses the extent to
> which one has a pervasive, enduring though dynamic feeling of confidence that

(1) the stimuli deriving from one's internal and external environments in the course of living are structured, predictable, and explicable;

(2) the resources are available to one to meet the demands posed by these stimuli; and

(3) these demands are challenges, worthy of investment and engagement. (Antonovsky, 1987, S. 19)

Die *Verstehbarkeit* (1) entspricht dem Ausmaß, mit dem man Informationen aus dem eigenen internen und externen Umfeld im Verlaufe des Lebens als kognitiv sinnvoll, geordnet, konsistent und strukturiert wahrnimmt. Die *Handhabbarkeit* (2) bezieht sich auf die Annahme, dass Ressourcen zur Verfügung stehen, um Probleme und Herausforderungen zu bewältigen. Ressourcen können in der Person selbst liegen oder indem jemand sich auf andere verlässt, wie zum Beispiel auf eine vertraute Person oder ärztliches Fachpersonal, oder einer höheren Macht vertraut. Die *Sinnhaftigkeit* (3) ergibt sich als dritte und entscheidende Komponente und wurde von Antonovsky in Würdigung des Werkes von Viktor Frankl benannt. Menschen mit einem ausgeprägten Kohärenzgefühl haben Lebensbereiche, die ihnen wichtig sind und sehr am Herzen liegen. Ereignisse, die sich in diesen Bereichen abspielen, werden tendenziell als Herausforderungen angesehen, die eine emotionale Investition und ein Engagement wert sind. Insofern ist diese Komponente emotional und motivational (Antonovsky, 1987, S. 16-19).

Stressauslösende Faktoren können das Kohärenzgefühl einer Person beeinträchtigen, indem sie das Gefühl von Verständlichkeit, Handhabbarkeit und Sinnhaftigkeit im Leben reduzieren. Wenn das Kohärenzgefühl einer Person beeinträchtigt ist, kann das langfristig zu gesundheitlichen Problemen führen. Die Salutogenese betont daher die Bedeutung der generalisierten Widerstandsressourcen, die das Kohärenzgefühl stärken und somit dazu beitragen, Gesundheit und Wohlbefinden zu fördern (Antonovsky, 1987, S. 28 f.).

Wie bereits in der Einleitung dieser Arbeit erwähnt, erleben viele von Brustkrebs Betroffene gravierende Nebenwirkungen der Krebstherapien. Übelkeit und Erbrechen schwächen ihre Widerstandsressourcen und erhöhen den Stress erheblich. Zur Stärkung der Fähigkeit, die Erkrankung zu bewältigen, können neben einer geeigneten Medikation gesundheitsfördernde Maßnahmen wie z. B. Akkupunktur und Entspannungsverfahren zur Stressbewältigung einsetzt werden (Drevs, 2019, S. 90 f.). Sowohl Drevs (2019, S. VII) als auch Faltermaier (2023, S. 172) betonen, dass die stärkere Hinwendung zur salutogenetischen Ausrichtung in der Praxis dringend erforderlich ist.

3 Prävention und Gesundheitsförderung aus Sicht der Salutogenese

Die Absicht von *Prävention* besteht darin, die Entstehung von Krankheiten durch die Vermeidung von auslösenden Faktoren (Risikofaktoren) zu verhindern. Risikofaktoren, die zu Erkrankungen führen, können Krankheiterreger wie Viren oder eine ungesunde Lebensweise wie Nikotinkonsum oder Bewegungsmangel sein (Brinkmann, 2021, S. 248; Faltermaier, 2023, S. 217).

In dem Strukturmodell der Prävention werden drei Interventionsstufen unterschieden, die primäre, sekundäre und die tertiäre Krankheitsprävention (Franzkowiak, 2022, o. S.). Die *primäre Prävention* richtet sich beispielsweise mit Impfangeboten vor allem an Gesunde bzw. an Menschen ohne manifeste Symptomatik, um die Krankheitsinzidenzen zu verringern. Ziel der *sekundären Prävention* ist die Früherkennung von Erkrankungen und das Verhindern von Chronifizieren. Maßnahmen sind zum Beispiel Massenscreening zur Krebsvorsorge (Mammografie) oder frühes therapeutisches Eingreifen bei verhaltensauffälligen Kindern. Die *tertiäre Prävention* soll bei akut erkrankten Personen die Wirkungen von Erkrankungen mildern. Folgeschäden und Rückschläge werden z. B. durch Krebstherapien und Rehabilitationsmaßnahmen verhindert (Leppin, 2018, S. 48 f.).

Im Sinne des Kontinuums von Gesundheit und Krankheit lässt sich das Strukturmodell der Prävention wie folgt darstellen:

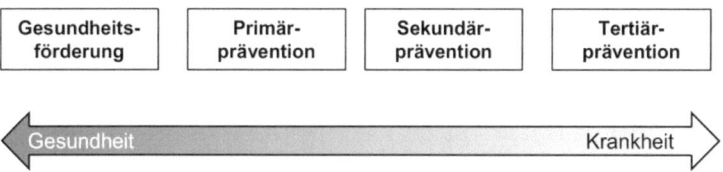

Abb. 2: Präventionsformen (Brinkmann, 2021, S. 249)

Die *Gesundheitsförderung* wurde 1986 auf einer WHO-Konferenz in Ottawa als Prozess definiert, der „allen Menschen ein höheres Maß an Selbstbestimmung über ihre Gesundheit […] ermöglichen und sie damit zur Stärkung ihrer Gesundheit […] befähigen [soll]" (Weltgesundheitsorganisation. Regionalbüro für Europa, 1986, o. S.). Diese Ausrichtung ist eng mit dem Salutogenese-Ansatz von Antonovsky verbunden (Barry, 2022, S. V; Lindström & Eriksson, 2019, S. 49).

In der Praxis überlappen sich Gesundheitsförderung und primäre Krankheitsprävention oftmals. Beispielsweise kann eine gesunde Ernährung sowohl die Gesundheit fördern als auch Krankheiten vorbeugen, das heißt die Differenzierung beruht auf der Intention der Maßnahme (Rojatz et al., 2022, S. 420).

4 Die Wirksamkeit salutogenetischer Interventionen

Ein wesentlicher Aspekt in der Forschung ist die Messung und Veränderbarkeit des Kohärenzgefühls (SOC). Antonovsky (1987, S. 190-194) hat einen Fragebogen mit 29 Items (SOC-29) zur Messung des SOC entwickelt, in dem alle drei Komponenten des Kohärenzgefühls gemeinsam erfasst werden. In Studien wird ebenfalls ein Fragebogen mit 13 Items (SOC-13) verwendet. Beide Fragebögen sind validiert (Antonovsky, 1993, S. 725).

Aufgrund theoretischer Überlegungen ging Antonovsky (1987, S. 107) davon aus, dass die Ausprägung des Kohärenzgefühls im jungen Erwachsenenalter abgeschlossen ist und danach auf diesem Niveau stabil bleibt. Entgegen dieser Annahme wurde in Längsschnittstudien eine lebenslange Entwicklungsmöglichkeit des SOC nachgewiesen (Eriksson & Mittelmark, 2017, S. 102; Lindström & Eriksson, 2019, S. 45).

Bei kritischen Lebensereignissen kann der SOC schwanken bzw. kurzfristig abnehmen (Faltermaier, 2023, S. 200; Lindström & Eriksson, 2019, S. 72). Bereits die Diagnose von Krebs ist ein erschütterndes und tiefgreifendes Lebensereignis. Neben den körperlichen Einschränkungen treten zum Teil schwerwiegende psychische Begleiterscheinungen auf (Weis, 2022, S. 431).

4.1 Brustkrebsdiagnose bei Frauen

Die am häufigsten vorkommende Krebsart bei Frauen ist der Brustkrebs (Mammakarzinom), welcher sehr gut erforscht wurde und für den es mehrere Behandlungsmethoden gibt, die individuell eingesetzt werden (Leicher et al., 2020, S. 10 f.). Über 80% der betroffenen Frauen haben eine Überlebensrate von über fünf Jahren. Umfragen ergaben, dass 30% – 40% der Betroffenen nach dem Ende der Krebstherapien von sexuellen Problemen, Schlafstörungen, kognitiven Beeinträchtigungen, Fatigue und Hitzewallungen betroffen sind (Schmidt & Steindorf, 2021, S. 65).

Etwa ein Drittel der Betroffenen benötigt professionelle psychologische Versorgung aufgrund von erheblichem psychischen Stress, Depression und Angst. Von der Krebsdiagnose oder der onkologischen Behandlung sind zwischen 8 bis 40% traumatisiert (Tschuschke et al., 2017, S. 159). Die Frauen erleben Emotionen wie Wut, Enttäuschung und eine tiefe Verunsicherung verbunden mit Ruhelosigkeit über Fragen von Leben und Tod sowie körperlicher Unversehrtheit (Leicher et al., 2020, S. 12).

4.2 Bewältigungsstrategien im Zusammenhang mit dem Kohärenzgefühl

Aktuelle Studien befassen sich mit der Wirksamkeit von Bewältigungsstrategien bei Brustkrebspatientinnen im Zusammenhang mit der unterschiedlichen Ausprägung des Kohärenzgefühls (Robbins et al., 2019; Zamanian et al., 2022; Zamanian et al., 2021). In den Ergebnissen wird positive Umdeutung (positives Reframing) als wirksam nachgewiesen. Durch *positives Reframing* können positive Aspekte und Vorteile erkannt werden oder Dankbarkeit empfunden werden, obwohl es sich ursprünglich um eine negative Erfahrung oder herausfordernde Situation handelt (Harvard University, 2023, o. S.).

In der Studie von Zamanian et al. (2021, S. 1731-1738) wurde der Einfluss von Bewältigungsstrategien auf das Kohärenzgefühl und die daraus folgende Wirkung auf die gesundheitsbezogene Lebensqualität (Health-Related Quality of Life, HRQoL) bei Brustkrebspatientinnen (N=221) untersucht. Die Erhebung ergibt einen positiven Effekt auf die gesundheitsbezogene Lebensqualität durch die Förderung bzw. Wiederherstellung des SOC für die Bewältigung von Belastungen einer Brustkrebserkrankung. Im Ergebnis wird auf die Unterscheidung zwischen Frauen mit hohem bzw. mittlerem bis niedrigem SOC hingewiesen und Empfehlungen für die Rehabilitationsphase benannt. Insbesondere bei Erkrankten mit mittleren bis niedrigen Werten für den SOC sind positives Reframing und die Inanspruchnahme emotionaler Unterstützung als Bewältigungsstrategien wirksam. Andererseits können Brustkrebspatientinnen infolge der Stigmatisierung einer Krebserkrankung, den Sinn ihres Lebens, die soziale Unterstützung und die Annahme eines positiven Reframings vermeiden. Hier liegt es in der Verantwortung einer angemessenen onkologischen Versorgung und von politischen Entscheidungsträgern, dem Krebsstigma entgegenzuwirken (Zamanian et al., 2022, S. 11).

Die bisher in diesem Abschnitt genannten Studien sprechen Empfehlungen für Interventionen zur Stärkung der Bewältigungsfähigkeit der Erkrankung aus. Wodurch zeichnen sich solche Interventionen aus?

4.3 Salutogenetische Interventionen in der integrativen Onkologie

Die *integrative Onkologie* umfasst neben den klassischen Krebstherapien gleichberechtigt gesundheitsfördernde Behandlungsformen. Dabei werden u. a. salutogenetische Interventionen in den Bereichen Ernährung, Bewegung und mentale Stärkung angeboten. Wenn Betroffene dabei einen Anspruch auf Informationen und Mitbestimmung bei der Therapie haben, werden Angst und Stress verringert (Drevs, 2019, S. 5). Das führt zu größerer Handhabbarkeit und Sinnhaftigkeit und stärkt auf diese Weise den Kohärenzsinn.

Das wesentliche Ziel *salutogenetischer Interventionen* besteht darin, eine Umgebung mit erreichbaren und sinnvollen Ressourcen zu schaffen. Auf diesem Wege können Einzelne und Gruppen in eine Entwicklung von externen und internen Widerstandsressourcen und des Kohärenzgefühls kommen (Langeland et al., 2022, S. 202).

Fünf Kriterien für salutogenetische Interventionen wurden zusammengestellt: Die *allgemeinen und spezifischen Widerstandsressourcen* (I) werden durch den Fokus auf gesundheitsfördernde Faktoren gestärkt. Zweitens werden Teilnehmende von Interventionen mit ihrer jeweiligen Biografie und den individuellen Lebensumständen als einzigartig und in ihrer *ganzen Person wahrgenommen* (II). Als drittes Kriterium wird die *aktive Anpassung* (III) der Teilnehmenden an die Wechselwirkungen zwischen der Einzelnen und der Gruppe durch Interventionen gefördert, die sich an den Prioritäten, Fähigkeiten und Motivationen der Teilnehmenden orientieren. Die aktive Anpassung an herausfordernde Situationen unterstützt den Prozess zu höherer Verstehbarkeit, Handhabbarkeit und Sinnhaftigkeit sowie der Umsetzung neuer Erkenntnisse in den Alltag. Der vierte Aspekt bezieht sich auf das tiefere Verständnis darüber, dass *Stressoren und Spannungen potenziell gesundheitsfördernd und bewältigbar* (IV) sind. In dem fünften Kriterium werden zusammenfassend die *Gesundheit und das Kohärenzgefühl als lebenslanger Lernprozess* (V) aufgefasst (Langeland et al., 2022, S. 202-204).

Widerstandsressourcen (zu (I)), die den SOC stärken, sind zum Beispiel gezielte körperliche Bewegung und eine hohe Qualität der sozialen Unterstützung. Das Kriterium der aktiven Anpassung (zu (III)) wird bereits durch die Teilnahme an Interventionen erfüllt, da Menschen sich aktiv anpassen müssen, um daran teilnehmen zu können. Mindestens zwei der fünf Kriterien müssen erfüllt sein, damit eine Intervention als salutogenetisch bezeichnet werden kann (Langeland et al., 2022, S. 213).

In einer randomisierten kontrollierten Studie (RCT) wurden Brustkrebspatientinnen in zwei Experimentalgruppen mit je einem Bewegungsprogramm und einer Kontrollgruppe mit herkömmlicher Pflegebehandlung 16 Wochen lang parallel zu einer verordneten Chemotherapie getestet (Hiensch, 2021, S. 182). Es konnte nachgewiesen werden, dass Chemotherapie im Allgemeinen ein entzündliches Milieu verursacht. Die Kombination aus Krafttraining und hochintensivem Intervalltraining konnte in der einen Experimentalgruppe als eine wirksame Intervention zur Reduzierung chemotherapiebedingter Entzündungen und daraus resultierender Fatigue nachgewiesen werden (Hiensch, 2021, S. 203). Im

Zusammenhang mit der Studie wurde der SOC erhoben und in die Auswertung einbezogen. Mehr als die Hälfte der Frauen hatte einen schwachen bis mittleren SOC (61%). Frauen mit einem schwach ausgeprägten SOC brachen die Studie eher ab und nahmen etwas seltener an den Trainingseinheiten teil. Frauen mit starkem SOC litten deutlich weniger unter Fatigue und berichteten über eine geringere Symptombelastung und eine höhere Lebensqualität. Teilnehmerinnen mit schwachem bis normalem SOC hatten größere Verbesserungen in der Symptomatik im Laufe der Zeit (Hiensch, 2021, S. 68).

Die im Rahmen des erfolgreichen Bewegungsprogramms durchgeführten Maßnahmen können als salutogenetische Intervention aufgefasst werden, da die allgemeinen Widerstandsressourcen (I) durch gezielte Bewegungen gestärkt wurden und eine aktive Anpassung (III) an die durchgeführte Maßnahme erfolgte. Durch die Teilnahme und die damit einhergehende Symptomverbesserung konnte die Erfahrung gemacht werden, dass Stressoren und Spannungen potenziell gesundheitsfördernd und bewältigbar (IV) sind. Damit sind drei der fünf Kriterien für eine salutogenetische Intervention erfüllt. Eine Veränderung das SOC nach der Intervention wurde nicht überprüft.

Die Teilnahme an diagnosespezifischen Selbsthilfegruppen für Frauen mit einer Krebserkrankung erwies sich in einer empirisch-qualitativen Studie als salutogenetische Intervention. Durch den Austausch unter Gleichbetroffenen wurden die Verstehbarkeit, Handhabbarkeit und Sinnhaftigkeit (III) ihrer Situation gestärkt. Positive Zukunftsaussichten wurden entwickelt und so Gesundheit als Lernprozess erfasst (V) (Sayin, 2022, S. 85-88). Da die Biografien der Betroffenen einbezogen wurden (Sayin, 2022, S. 52), konnten sie sich in ihrer ganzen Persönlichkeit (II) wahrgenommen fühlen. Damit liegen mindestens drei Kriterien für eine salutogenetische Intervention vor.

5 Fazit

Bei schweren körperlichen Krankheiten wie einer Brustkrebserkrankung ist die psychische Bewältigungsfähigkeit oft eingeschränkt. Allgemeine und spezifische Widerstandsressourcen stehen oft nicht wie gewohnt zur Verfügung. Das Vertrauen und die Zuversicht in die Verstehbarkeit, Handhabbarkeit und Sinnhaftigkeit dieser Erfahrung können eingeschränkt sein. In Anwendung der von Antonovsky verfassten Salutogenese entwickelten Langeland et al. (2022, S. 202-204) fünf Kriterien für salutogenetische Interventionen.

Für die Beantwortung der eingangs gestellten Frage, inwieweit salutogenetische Interventionen bei einer Brustkrebserkrankung von Frauen förderlich sind, ergibt sich folgendes: Begleitende spezifische Bewegungsprogramme können die gravierenden Nebenwirkungen der klassischen Krebstherapien mildern oder verhindern wie die Studie von Hiensch (2021, S. 203) zeigt. In einer Selbsterfahrungsgruppe erleben Betroffene eine hohe Qualität an sozialer und emotionaler Unterstützung und können positive Zukunftsaussichten entwickeln (Sayin, 2022, S. 85-88). In der integrativen Onkologie haben Brustkrebspatientinnen die Möglichkeit durch informierende Gespräche, Einfluss auf salutogenetische Therapien zu nehmen, wodurch Angst und Stress reduziert werden. (Drevs, 2019, S. 5). Aus diesen Ergebnissen kann geschlossen werden, dass die Anwendung salutogenetischer Interventionen als überaus sinnvolle Ergänzung und Erweiterung der klassischen Krebstherapien förderlich für die Bewältigung einer Brustkrebserkrankung sind. Sie sollten daher umfassender als bisher angewendet werden. Mehrfach wurde von Autorinnen und Autoren darauf hingewiesen, dass das Potential salutogenetischer Interventionen im klinischen Alltag noch nicht oder zu selten genutzt wird (Drevs, 2019, S. VII; Faltermaier, 2023, S. 172).

Daraus ergibt sich weiterer Handlungs- und Forschungsbedarf. Mit der Aufnahme des Konzeptes der Salutogenese in das Curriculum des Medizinstudiums ließe sich ein wichtiger Schritt vollziehen, angehende junge Ärztinnen und Ärzte damit vertraut zu machen und zu deren Anwendung und weiterer Forschung zu ermutigen. Weitere RCT sollten die Wirksamkeit salutogenetischer Interventionen nachweisen (Hiensch, 2021, S. 203). Neue Forschungsfragen könnten sich beispielsweise bei Bewegungsprogrammen oder Teilnehmenden einer Selbsterfahrungsgruppe konkreter auf die Veränderung des SOC sowohl vor als auch nach der salutogenetischen Intervention beziehen.

Literaturverzeichnis

Abel, T. (2021). Der funktionale Gesundheitsbegriff – Reflexionen zwischen Theorie und Praxis der Gesundheitsförderung. Ein Essay. *Swiss Academies Reports, 16*(10), 33–36. https://doi.org/10.5281/zenodo.5414418

Antonovsky, A. (1979). *Health, stress, and coping.* Jossey-Bass Publishers.

Antonovsky, A. (1987). *Unraveling the mystery of health: How people manage stress and stay well.* Jossey-Bass Publishers.

Antonovsky, A. (1993). The structure and properties of the sense of coherence scale. *Social science & medicine, 36*(6), 725–733. https://doi.org/10.1016/0277-9536(93)90033-z

Barry, M. M. (2022). Foreword. In M. B. Mittelmark, G. F. Bauer, L. Vaandrager, J. M. Pelikan, S. Sagy, M. Eriksson, B. Lindström, & C. Meier Magistretti (Eds.), *The Handbook of Salutogenesis* (2nd ed., pp. V–VI). Springer.

Bayerische Krebsgesellschaft e.V. (n. d.). *Was ist Krebs eigentlich?.* https://www.bayerische-krebsgesellschaft.de/informationen/fakten-ueber-krebs/was-ist-krebs/?L=0 [01.07.2023].

Brinkmann, R. D. (2021). *Angewandte Gesundheitspsychologie* (2., aktualisierte Aufl.). Pearson.

Drevs, J. (2019). *Integrative Onkologie: Definition – Inhalte – Bedeutung.* De Gruyter. https://doi.org/10.1515/9783110497106

Eriksson, M. & Mittelmark, M. B. (2017). The Sense of Coherence and Its Measurement. In M. B. Mittelmark, S. Sagy, M. Eriksson, G. F. Bauer, J. M. Pelikan, B. Lindström & G. A. Espnes (Eds.), *The Handbook of Salutogenesis* (pp. 97–106). Springer. https://doi.org/10.1007/978-3-319-04600-6_12

Faltermaier, T. (2023). *Gesundheitspsychologie* (3., aktualisierte Aufl.). Kohlhammer.

Franzkowiak, P. (2022). Prävention und Krankheitsprävention. In Bundeszentrale für gesundheitliche Aufklärung (Hrsg.), *Leitbegriffe der Gesundheitsförderung und Prävention. Glossar zu Konzepten, Strategien und Methoden* (o. S.). https://dx.doi.org/10.17623/BZGA:Q4-i091-3.0 [30.06.2023].

Franzkowiak, P., & Hurrelmann, K. (2022). Gesundheit. In Bundeszentrale für gesundheitliche Aufklärung (Hrsg.), *Leitbegriffe der Gesundheitsförderung und Prävention. Glossar zu Konzepten, Strategien und Methoden* (o. S.). https://dx.doi.org/10.17623/BZGA:Q4-i023-1.0 [20.06.2023].

Harvard University. (2023). *Stress & Development Lab: Positive Reframing and Examining the Evidence.* https://sdlab.fas.harvard.edu/cognitive-reappraisal/positive-reframing-and-examining-evidence [03.07.2023]

Hiensch, A. E. (2021). *Stepping stones to implement exercise as integral part of cancer care.* https://doi.org/10.33540/988

Langeland, E., Vaandrager, L., Nilsen, A. B. V., Schraner, M. & Meier Magistretti, C. (2022). Effectiveness of Interventions to Enhance the Sense of Coherence in the Life Course. In M. B. Mittelmark, G. F. Bauer, L. Vaandrager, J. M. Pelikan, S. Sagy, M. Eriksson, B. Lindström & C. Meier Magistretti (Eds.), *The Handbook of Salutogenesis* (2nd ed., pp. 201–219). Springer.

Leicher, L., La Torres-de Roche, L. A. & De Wilde, R. L. (2020). Brustkrebs. In Z. Jandali & L. Jiga (Hrsg.), *Wiederherstellungsoperationen nach Brustkrebs* (S. 9–22). Springer. https://doi.org/10.1007/978-3-662-58990-8_2

Leppin, A. (2018). Konzepte und Strategien der Prävention. In K. Hurrelmann, M. Richter, T. Klotz & S. Stock (Hrsg.), *Referenzwerk Prävention und Gesundheitsförderung: Grundlagen, Konzepte und Umsetzungsstrategien* (5. vollständig überarbeitete Aufl., S. 47-56). Hogrefe.

Lindström, B., & Eriksson, M. (2019). Von der Anatomie der Gesundheit zur Architektur des Lebens – Salutogene Wege der Gesundheitsförderung. In C. Meier Magistretti (Hrsg.), *Salutogenese kennen und verstehen: Konzept, Stellenwert, Forschung und praktische Anwendung* (S. 23–108). Hogrefe.

Mittelmark, M. B. & Bauer, G. F. (2022). Salutogenesis as a Theory, as an Orientation and as the Sense of Coherence. In M. B. Mittelmark, G. F. Bauer, L. Vaandrager, J. M. Pelikan, S. Sagy, M. Eriksson, B. Lindström & C. Meier Magistretti (Eds.), *The Handbook of Salutogenesis* (2nd ed., pp. 11-17). Springer.

ONKO-Internetportal. (2018). *Pertuzumab zur Behandlung von HER2-positivem Brustkrebs | DKG.* https://www.krebsgesellschaft.de/onko-internetportal/basis-informationen-krebs/basis-informationen-krebs-allgemeine-informationen/wirkstoff-glossar/pertuzumab.html [04.07.2023].

Robbins, M. L., Wright, R. C., María López, A. & Weihs, K. (2019). Interpersonal positive reframing in the daily lives of couples coping with breast cancer. *Journal of psychosocial oncology, 37*(2), 160–177. https://doi.org/10.1080/07347332.2018.1555198

Robert Koch-Institut. (2022). *Zentrum für Krebsregisterdaten - Brustkrebs (Mammakarzinom).* https://www.krebsdaten.de/Krebs/DE/Content/Krebsarten/Brustkrebs/brustkrebs.html [01.07.2023].

Rojatz, D., Nowak, P., Bahrs, O., & Pelikan, J. M. (2022). The Application of Salutogenesis in Primary Care. In M. B. Mittelmark, G. F. Bauer, L. Vaandrager, J. M. Pelikan, S. Sagy, M. Eriksson, B. Lindström, & C. Meier Magistretti (Eds.), *The Handbook of Salutogenesis* (2nd ed., pp. 419–432). Springer.

Sayin, A.-F. (2022). *Der Einfluss auf das Resilienzerleben durch die Teilnahme an einer Selbsthilfegruppe.* Springer. https://doi.org/10.1007/978-3-658-36934-7

Schmidt, M. & Steindorf, K. (2021). Lebensqualität nach Brustkrebs: Erfassung, Relevanz und effektive Interventionen. *TumorDiagnostik & Therapie, 42*(01), 62–67. https://doi.org/10.1055/a-1334-2889

Tschuschke, V., Karadaglis, G., Evangelou, K., Gräfin von Schweinitz, C. & Schwickerath, J. (2017). Psychische Belastungen und Patientinnenressourcen während einer primär systemischen Therapie bei Brustkrebs. Ergebnisse einer prospektiven Studie. *Geburtshilfe und Frauenheilkunde, 77*(2), 158–168. https://doi.org/10.1055/s-0043-101237

Weis, J. (2022). Psychische Langzeitfolgen von Krebserkrankungen. *Bundesgesundheitsblatt, 65*(4), 431–438. https://doi.org/10.1007/s00103-022-03506-1

Weltgesundheitsorganisation. Regionalbüro für Europa. (1986). *Ottawa-Charta zur Gesundheitsförderung.* https://apps.who.int/iris/handle/10665/349654 [14.06.2023].

World Health Organization. (n. d.). *Basic Documents.* https://apps.who.int/gb/bd/ [09.06.2023].

Zamanian, H., Amini-Tehrani, M., Jalali, Z., Daryaafzoon, M., Ramezani, F., Malek, N., Adabimohazab, M., Hozouri, R. & Rafiei Taghanaky, F. (2022). Stigma and Quality of Life in Women With Breast Cancer: Mediation and Moderation Model of Social Support, Sense of Coherence, and Coping Strategies. *Frontiers in psychology, 13*, 657992. https://doi.org/10.3389/fpsyg.2022.657992

Zamanian, H., Amini-Tehrani, M., Mahdavi Adeli, A., Daryaafzoon, M., Arsalani, M., Enzevaei, A. & Farjami, M. (2021). Sense of coherence and coping strategies: How they influence quality of life in Iranian women with breast cancer. *Nursing open, 8*(4), 1731–1740. https://doi.org/10.1002/nop2.814

Zimmermann, T. & Ernst, J. (2021). *Meine Frau hat Krebs: Wie gehen wir als Paar mit der Erkrankung um. Ratgeber.* Springer. https://doi.org/10.1007/978-3-662-63504-9